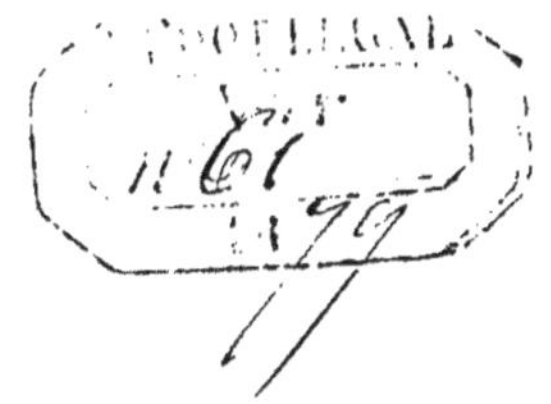

LE DOCTEUR

JULES ROUX

Inspecteur-Général du Service de Santé de la Marine.

SA VIE ET SES TRAVAUX

PAR LE

DOCTEUR PH. AUDE

Médecin principal de la Marine

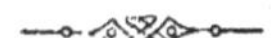

TOULON

TYPOGRAPHIE ET LITHOGRAPHIE M. MASSONE

Boulevard de Strasbourg, 56

1879

HOMMAGE

A la mémoire de mon Maître.

PH. AUDE.

JULES ROUX

I

A de longs intervalles chaque classe de la société voit surgir dans ses rangs un homme doué de qualités éminentes qui, par ses œuvres et le relief de sa vie entière, accroît l'héritage de ses devanciers, devient l'honneur de ses contemporains et reste le modèle de ses successeurs.

Le Corps de Santé de la marine a ainsi gravé sur son Livre d'Or les noms de Dutroulau, Clémot, Foullioy, Laurent, ceux de Quoy, Gaymard, Souleyet, Gaudichaud, Lesson. Il s'incline aujourd'hui devant la grande figure de Jules Roux.

Nature honnête et droite, imagination vive, dont les conceptions furent toujours soumises au contrôle d'un jugement sûr et d'une sage réflexion, esprit élevé, ingénieux, âme d'élite se révoltant au contact de l'indignité humaine, intelligence rare servie par la plus heureuse mémoire, tel fut J. Roux qui devait, par une énergique volonté, un travail incessant et malgré des organes rebelles, acquérir un rang éminent parmi les notoriétés scientifiques de son temps, atteindre le sommet d'une hiérarchie semée de difficultés et laisser une œuvre chirurgicale digne d'un maître.

Trois périodes marquent sa vie. Il cherche d'abord sa voie, la trouve, et franchissant les premiers grades par une série de brillants concours, il arrive au professorat, le vrai terrain où doit s'asseoir sa réputation. Possesseur d'une chaire, il s'adonne avec passion à l'enseignement et porte à la tribune académique des idées nouvelles qui soulèvent de mémorables discussions. Nommé Directeur, puis Inspecteur général du service de santé de la marine, il applique la maturité de son esprit à la défense des intérêts du corps médical, en plaide la cause avec chaleur, obtient de sérieux avantages et peut dire avec orgueil, à l'heure de la retraite : *Exegi monumentum.*

Né à Aix (Bouches-du-Rhône), le 12 décembre 1807, J. Roux appartenait à l'une de ces familles qui dans les vieilles cités parlementaires se transmettent de père en fils les charges du Palais. Son aïeul fut procureur au Parlement de Provence, son père était avoué près la Cour d'appel.

Cette origine et l'influence de l'entourage marquèrent leur empreinte sur le caractère et les aptitudes de J. Roux.

Ses jeunes années s'écoulèrent en effet dans un milieu où l'amour de l'étude, le goût des lettres et l'usage du monde ont toujours été en grand honneur. Aix, siége de trois facultés et de plusieurs sociétés savantes, a compté jusqu'à dix de ses élèves assis à la fois sur les bancs de l'Institut (1) et l'on peut dire que pas une ville en France, même parmi les plus populeuses, n'a offert un pareil exemple.

Au foyer paternel J. Roux entendait raconter et juger les brillants tournois oratoires du Palais: il se familiarisait avec cette éloquence de la barre qu'il aima toujours et qui comporte une certaine solennité

(1) C'étaient en 1842 : Siméon père, Siméon fils, Éméric-David, Jaubert, de Forbin, Thiers, Mignet, Portalis, Granet et Ch. Giraud.

de langage, surtout dans les affaires criminelles : j'eusse fait, disait-il parfois, un bon avocat d'assises. Dans le salon de sa mère, il rencontra l'élite des écoles et du barreau, connut Thiers, Mignet, Peisse et se lia surtout avec Goyrand, son futur émule en chirurgie.

Après avoir terminé ses classes J. Roux eut la pensée de se livrer à l'étude du droit qui, dans une ville comme Aix, s'impose presque au choix des jeunes gens. Mais, septième enfant d'une famille épuisée par de généreux sacrifices, il sentait l'obligation de prendre une carrière où le travail est promptement rémunéré, se décida pour la médecine navale et se rendit à Toulon où l'un de ses frères était déjà chirurgien de la marine.

Ses premiers maitres, Sper, J. J. Reynaud et Laurent, ne tardèrent pas à le distinguer entre tous les élèves. Bientôt l'emploi d'interne et, le 1er mai 1828, le grade de chirurgien de 3e classe, obtenus au concours, marquèrent ses premiers succès en fixant pour toujours sa destinée.

Alors commence pour J. Roux cette existence du médecin de la marine partagée entre les fatigues de la navigation, un constant labeur et les préoccupations d'incessants concours. Après trois années de mer il revient en France pour disputer à de nombreux compétiteurs la seule place de médecin de 2e classe attribuée au port de Toulon, l'obtient le 16 janvier 1831 et part aussitôt après pour les mers du Sud, sur la frégate l'*Herminie*.

Cette campagne de l'océan Pacifique est la seule qu'il ait accomplie au-delà des Caps. Les terres Magellaniques et Valparaiso, la vallée du Paradis, laissèrent dans son esprit des souvenirs ineffaçables et des impressions qu'il consigna dans un journal *nautico-médical* où abondent les observations de pathologie exotique.

A bord de l'*Herminie*, J. Roux reçut un précieux témoignage de considération de la part de l'Amiral commandant la division. Avant le décret de 1835, qui donna l'assimilation aux grades subalternes du Corps de Santé, les médecins de 2e classe n'étaient admis au carré des officiers qu'après avoir exercé les fonctions de chirurgien-major. J. Roux, en sous-ordre, était par suite au poste des élèves. L'Amiral voulant le placer dans un milieu plus en rapport avec son âge et la maturité de son esprit, accorda une permission au chirurgien major du brick le *Nisus*, désigna J. Roux pour le remplacer pendant trois jours et le mit ainsi dans les conditions édictées par le règlement pour avoir désormais sa place marquée au carré des officiers.

Dès sa rentrée en France, J. Roux, désireux de perfectionner ses études, se rendit à Paris pour suivre les cliniques de Dupuytren, à l'apogée de la gloire et au déclin de la vie, et se présenter aux examens du doctorat en médecine. Il soutint, en 1833, sa thèse inaugurale : *Propositions de physiologie philosophique*.

Ce sujet hardi ne plut pas à l'un des juges, Broussais, qui prétendait alors au monopole des idées en physiologie ; mais l'auteur défendit ses *propositions* avec une si grande verve que la Faculté satisfaite joignit au diplôme du nouveau docteur les éloges qu'elle décerne volontiers aux esprits judicieux et novateurs sans excès.

Après une nouvelle année d'embarquement sur la *Diligente*, J. Roux fut appelé à servir sur le vaisseau le *Triton*, qui, sous les ordres du commandant Baudin, devenu plus tard Amiral de France, formait avec le *Nestor* et la *Ville-de-Marseille* une division navale de la Méditerranée.

C'était en 1835, l'année terrible où le choléra jusqu'alors inconnu, s'abattit sur la France, semant partout l'épouvante et la mort. La division réfugiée aux Baléares fut atteinte par le fléau et les cholériques des trois vaisseaux, descendus au lazaret de Mahon, furent confiés à J. Roux qui avait sollicité l'honneur de les soigner. Ce jeune médecin de 28 ans déploya dans cette circonstance un rare courage et une abnégation peu commune. Sans se laisser émouvoir par l'incertitude d'une thérapeutique qui n'est pas faite, même de nos jours, il remplit la vraie mission du médecin en soulageant souvent et consolant toujours les malheureuses victimes. Ce fut aussi aux applaudissements de toute la division qu'à la rentrée de J. Roux à bord du *Triton*, le commandant Baudin lui remit la croix de chevalier de la Légion d'honneur si vaillamment gagnée sur le champ de bataille du médecin.

Au milieu de ces fatigues et de ces émotions, J. Roux trouvait encore le temps de se préparer au concours pour le grade de chirurgien de 1re classe qu'il subit avec distinction le 3 mars 1836. Il reprit ensuite la mer sur le *Trident*, puis sur le vaisseau le *Montébello* destiné, avec l'escadre de l'amiral de La Susse, à la station du Levant.

Chirurgien-major et désormais seul responsable des existences confiées à ses soins, J. Roux sentait le poids d'une pareille charge. Mais il eut le rare bonheur de rencontrer sur le *Montébello* un homme qui devait le seconder avec dévouement, le remplacer avec talent, en cas d'absence, sans que la moindre préoccupation du service vint assiéger son esprit. M. François Laure, médecin en second du *Montébello*, séduit par le charme et la bienveillance que J. Roux savait apporter dans ses relations avec ses subordonnés, la dignité qu'il conservait avec tous, attiré vers lui par une communauté de goût pour la chirurgie, devint le disciple et l'ami de celui en qui il pressentait le futur maitre.

Pendant cette campagne du Levant J. Roux se livra tout entier à la pratique de la chirurgie. Smyrne, lieu de station ordinaire du *Montébello*, lui offrit un théâtre fertile et inexploré où les médicastres et les charlatans étalaient seuls leur ignorance et leur audace. Il publia dans la *Gazette médicale de Paris* (1) un extrait des cahiers de clinique chirurgicale du *Montébello* où se trouve consignée l'intéressante observation d'un Grec, nommé Constanti, atteint de gangrène traumatique du membre supérieur envahissant le tronc. Voici en quel termes J. Roux dépeint les efforts de cet infortuné pour trouver à Smyrne un adoucissement à sa misère : « C'était un spectacle bien triste « que de voir dans un pays si voisin de l'Europe et « dans une grande ville, un malheureux promener « dans les villages et sur des routes fréquentées un

(1) Année 1841, page 20.

« membre gangrené, en implorant vainement un sou-
« lagement que personne ne savait lui donner. Ce
« n'était pas la première fois que j'étais témoin de
« pareille infortune. Souvent les médecins de la ma-
« rine ont occasion de rencontrer et de soulager de
« semblables misères, de laisser dans une foule de
« localités des marques de leur philanthropie et des
« souvenirs de la chirurgie française. Ils sont en cela
« merveilleusement secondés par l'humanité des com-
« mandants qui facilitent toujours l'accomplissement
« de pareilles tâches. »

Ce Grec fut adressé par l'agent consulaire français à J. Roux qui pratiqua la désarticulation de l'épaule et le guérit.

Plusieurs autres faits intéressants sont contenus dans cet extrait des cahiers de clinique du *Montébello*. Ils sont tous suivis de réflexions dénotant de la part de leur auteur un tact chirurgical profond et le désir de tirer de chaque fait un enseignement utile. J. Roux sait attaquer de front et sans hésiter les préceptes les mieux établis, lorsqu'ils lui paraissent avoir été faussement érigés en principe. Ainsi le cas de Constanti lui permet d'établir le premier que dans la gangrène traumatique des membres envahissant le tronc, sans être encore définitivement bornée, l'amputation peut et doit même se faire. Le docteur Laure qui assistait son maître dans cette opération a développé dans sa thèse inaugurale (1) ce précepte formulé par J. Roux et désormais devenu classique.

(1) J. F. Laure. *De l'amputation des membres dans la continuité du mal et particulièrement dans le cas de gangrène.* (Thèses de Montpellier, 1850.)

II

Au retour du *Montébello* J. Roux avait payé sa dette à la navigation ; il pouvait se consacrer sans partage à ses travaux favoris.

Paris, où la variété des services hospitaliers et la diversité des institutions scientifiques lui offrait un vaste champ d'études, l'attira pour la seconde fois. Il voulait s'y préparer au professorat.

La nature lui avait en effet prodigué les qualités de l'esprit qui assurent le succès dans la voie de l'enseignement, mais elle s'était montrée plus avare des dons physiques en l'affligeant d'une vue délicate et d'une certaine gêne à prononcer les mots où dominaient les labiales et les linguales. « Au début de ma carrière, disait-il souvent, je pensais que mes yeux ne me serviraient pas longtemps et j'étais résolu à prendre, s'il le fallait, ma retraite dans le grade de médecin de 2e classe. » Mais, par l'énergie de sa volonté, il parvint à surmonter ces obstacles, à asservir la parole par une sévère gymnastique et à conserver la vue en se résignant à travailler avec les yeux des autres.

Merveilleusement doué sous le rapport de la mémoire, il lui suffisait d'entendre une lecture pour en retenir la substance. Dans les travaux anatomiques et la pratique des opérations, la délicatesse du tact corrigeait l'imperfection de la vue. Sans se tromper, il distinguait les uns des autres les organes qu'il touchait, aussi ses élèves étonnés de cette précision disaient-ils que ses doigts y voyaient mieux que ses yeux.

A Paris, J. Roux vécut avec ses deux compatriotes Goyrand, l'habile praticien d'Aix, et Vidal (de Cassis), chirurgien des hôpitaux, professeur agrégé de la Faculté. Il se lia avec Malgaigne, Velpeau, Nélaton, Gosselin, Chassaignac et connut la phalange des jeunes, Verneuil, Broca, Follin et Richet. Vidal travaillait alors à son traité de pathologie externe et de médecine opératoire demeuré si longtemps classique. Il prie un jour son ami de lui donner quelques notes pour la rédaction des chapitres sur les hernies et sur les tailles ; J. Roux lui apporte ses questions rédigées en vue du concours de professorat et Vidal les trouve si complètes qu'il les insère dans son ouvrage, sans leur faire subir de notables changements.

Mais le concours approchant, J. Roux dut quitter Paris et le milieu vivifiant qui l'avait si bien accueilli pour aller à Brest disputer une chaire d'anatomie et de physiologie. — La lutte fut des plus acharnées. « Jusqu'à la fin, a écrit le docteur Laure, la victoire « demeura indécise entre les deux compétiteurs. Au « dépouillement du scrutin un seul point sépara les « deux rudes athlètes, si bien qu'un journal de la « localité s'écriait avec enthousiasme : s'il y a eu un « vainqueur, on peut dire qu'il n'y a pas eu de vaincu « et, comme pour donner plus de poids à son opinion « il rapportait ces paroles échappées à la loyauté d'un « des juges : en nommant l'un on ne peut s'empêcher « de regretter l'autre. »

Le compétiteur de J. Roux était un chirurgien distingué, M. Maher, devenu plus tard Directeur du service de santé de la marine. C'est en sa faveur que le scrutin se prononça. Toutefois, dans l'esprit de chacun, deux professeurs furent nommés ce jour-là, l'un qui entrait immédiatement en fonctions, l'autre qui devait attendre la prochaine vacance. Elle se présenta le 23 juin 1842 et J. Roux l'obtint autant par les mérites d'un second concours que par les souvenirs impérissables du premier.

Il inaugura cette même année son enseignement à l'Ecole de Toulon par un discours d'ouverture qui eut un grand retentissement. Entouré de ses maîtres, de ses condisciples, de ses futurs élèves, en présence des autorités maritimes et des notabilités de la ville le jeune professeur sut captiver l'auditoire par l'attrait de sa personne et le charme de sa parole. « Il avait « reçu en partage, a dit le docteur Laure, tout ce qui « séduit et tout ce qui impose : un front large, des « traits réguliers, une physionomie ouverte. »

J. Roux portait la tête haute sans raideur, il avait l'attitude ferme et assurée, le geste sobre et mesuré. Sa voix était sonore et bien timbrée, sa diction lente et correcte. Le ton toujours grave, parfois solennel et doctoral, s'alliait avec la stature élevée que des formes bien proportionnées eussent rendue digne du ciseau d'un sculpteur. Avant qu'il eût parlé on sentait qu'il allait intéresser et jamais il n'y manquait. Dès le début, il éveillait l'attention des auditeurs par une phrase remplie de promesses qu'il savait tenir. S'animait-il, le regard, la parole, le geste, et la pensée s'animaient aussi. On devinait dans son langage l'homme bien élevé que l'éducation et de fortes études littéraires ont mis à l'abri de la trivialité, et, s'il avait un écueil à éviter, il résidait dans son imagination vive et ardente sans cesse disposée à revêtir d'une forme un peu dithyrambique le sujet qu'il exposait.

Ce premier discours fut écouté avec une grande

faveur. Traitant de généralités sur l'anatomie et la physiologie, l'orateur mérita l'attention de la partie de l'auditoire étrangère à la science, par la sobriété des expressions techniques et l'intérêt que tout homme attache à la connaissance de l'homme lui-même. Il invitait les élèves à s'adonner aux études d'anatomie comparée qui ont l'avantage de rendre les descriptions moins arides, d'élever l'esprit à la conception des idées générales et philosophiques, de préparer enfin les chirurgiens de la marine aux travaux zoologiques qui leur incombent dans les missions scientifiques ou les voyages de circumnavigation.

Dans les écoles de médecine navale l'enseignement varie avec le grade. De 1842 à 1847, J. Roux fut chargé du cours d'anatomie et de physiologie ; nommé cette année second chirurgien en chef et d'abord appelé à servir au port de Cherbourg, il ne tarda pas à rentrer à l'école de Toulon pour y professer la pathologie externe et la médecine opératoire. Promu au grade de premier chirurgien en chef le 1er décembre 1858, il entra enfin en possession de la chaire de clinique chirurgicale qu'il conserva jusqu'en 1863.

Ces vingt années d'enseignement et de pratique ont fait à juste titre la réputation de J. Roux.

Il savait intéresser les élèves en captivant leur

attention et les instruisait par la méthode, l'ordre et la clarté qu'il apportait dans l'exposition. Il appelait l'analyse et la synthèse les deux grands leviers de toute science et les employait tour à tour, selon que l'une ou l'autre lui paraissait mieux convenir à son sujet. « Il apportait dans ses leçons, a dit le docteur « Barthélemy, dans le discours qu'il a prononcé sur « la tombe de son maître, la conscience du bien faire, « les ressources d'un esprit réfléchi, inventif ; il se « plaisait aux questions élevées, générales, et des « hauteurs d'un point de vue philosophique, il aimait « à descendre aux plus minutieux détails d'une ques- « tion de fait et de pratique. » Pour les descriptions anatomiques il adoptait une marche, toujours la même, sachant corriger la monotonie d'un procédé si utile à la mémoire par d'heureuses citations littéraires, des traits piquants ou de spirituelles anecdotes. Dans l'enseignement de la pathologie externe le professeur se doublait du savant ; il excellait dans l'historique d'une question, commentait l'opinion des anciens, attribuait à chacun le mérite de son œuvre, exposait avec talent les plus récentes découvertes pouvant aider au diagnostic et au traitement des affections chirurgicales. Son cours de médecine opératoire attirait à l'amphithéâtre les chirurgiens de tout âge. Il pratiquait et faisait exécuter devant lui les opérations, en décrivait tous les temps et les moindres détails, variant les méthodes et les procédés dont il signalait avec compétence les avantages et les inconvénients.

Ces divers enseignements n'étaient cependant que des étapes obligées pour arriver enfin à la chaire de clinique chirurgicale où ses aptitudes devaient se montrer dans tout leur éclat.

Le chirurgien vraiment digne de ce nom doit posséder de rares qualités. A une connaissance approfondie de l'anatomie normale et pathologique et de tous les faits enregistrés par la science, il doit joindre un esprit fécond en ressources, un jugement droit et cette honnêteté de l'homme qui sait toujours mettre l'intérêt du malade au-dessus de l'intérêt de sa réputation. Les efforts du vrai clinicien tendent sans cesse vers la conservation, et ce n'est qu'après avoir consciencieusement discuté les chances de vie ou de mort qu'il se résout enfin à l'opération. Saisir le moment opportun est donc la plus grande difficulté. Le chirurgien choisit avec discernement la méthode et le procédé, règle les dispositions de détail, songe aux accidents possibles, et, s'il n'a pu les prévoir, son esprit ingénieux et prompt lui fournit à l'instant l'arme nécessaire pour les combattre. « Dans de

« pareils cas, Dupuytren, impassible, maître de lui « comme de son entourage, promenait sur l'assistance « son regard calme et serein et prenait immédiate- « ment le parti qu'exigeait la circonstance, sans qu'un « moment de trouble, sans qu'une hésitation vînt « révéler au dehors ce qui se passait en lui (1). » Enfin, le chirurgien doit avoir la main ferme et sûre, sans rechercher l'élégance et la dextérité qui souvent témoignent d'une préoccupation plus personnelle qu'utile au malade. Lorsqu'il a déposé l'instrument, sa patience et sa douceur dans l'application des appareils sont de nouvelles preuves de son habileté.

L'Ecole de Toulon, l'Académie de médecine, la Société de chirurgie, le monde scientifique, toute une population ont, à l'envi, décerné à J. Roux ce nom de grand chirurgien dont sa pratique et ses travaux le rendirent si digne. « Auprès des malades, « a dit le Dr Barthélemy, il devait nous éblouir non- « seulement par son art infini de les interroger, par « la finesse de son examen, par la sûreté de ses « appréciations, mais plus encore par le brillant et

(1) J. Rochard. — *Histoire de la chirurgie française au XIXe siècle*, page 158. — Paris, J. B Baillière. 1875.

« l'assurance de ses manœuvres opératoires. Un tou-
« cher exquis, perfectionné par l'habitude, aiguisé
« par le besoin, la nécessité de tout voir de près et
« longuement, de tout calculer jusqu'à l'imprévu,
« firent de lui un opérateur aussi prudent que hardi,
« ingénieux autant qu'habile, calme, infatigable, sûr
« de sa main qui ignora toujours les aventures pé-
« rilleuses de l'imprévu et de la maladresse. »

Sa supériorité s'affirmait surtout dans ces cas inextricables où les complications masquent la maladie principale; voilà, disait-il, une poignée d'orties ! Mais, par le raisonnement, il restituait à chaque symptôme sa valeur propre et par de savantes déductions il dégageait le diagnostic de toutes les difficultés qui le masquaient.

J. Roux dirigea successivement dans les divers établissements de la marine les services de chirurgie les plus importants. Dans les hôpitaux du bagne, de Toulon, de Saint-Mandrier, il a laissé les souvenirs de sa bonté envers les malades qu'il préparait avec douceur à l'idée d'une opération nécessaire. Auprès d'eux il paraissait n'avoir aucun doute sur l'heureuse terminaison d'une maladie, mais au dehors de l'hôpital il emportait les préoccupations que les cas graves lui imposaient, cherchant sans cesse dans les ressources de son esprit fécond les moyens propres à obtenir la guérison.

Plein d'égards pour les nombreux élèves qui suivaient sa clinique, il gagnait par sa bienveillance la confiance des plus timides. Afin de les former tous au diagnostic, il les interrogeait souvent au lit du malade, corrigeant leurs erreurs sans blesser leur amour propre. Il distinguait ceux que le goût de l'étude rapprochait plus particulièrement du maître, se les attachait par des liens plus étroits, les associait à ses travaux, leur confiait les recherches de bibliothèque et les récompensait par son affection et son patronage qui les suivaient jusqu'au bout de leur carrière.

Sa réputation franchit bientôt les portes de l'hôpital et se répandit dans toute la région, lui imposant de nouvelles obligations et lui valant d'autres succès.

L'homme scientifique est le dépositaire d'un trésor où les malheureux viennent puiser un soulagement à leurs misères. Les pauvres y ont les premiers droits, mais pourquoi les dons de la fortune auraient-ils le triste privilége d'en écarter les autres ? Ma confiance est toute en vous, disait un jour à J. Roux un haut fonctionnaire de la marine et, si j'étais malade, si vous ne pouviez sortir de votre hôpital, j'y réclamerais mon admission, afin d'être assuré de vos soins. Mais, ajoutait-il, si ma femme et mes enfants étaient malades à leur tour, serais-je obligé de ne pas vous voir auprès d'eux? Comme noblesse, science oblige et J. Roux connaissait trop l'étendue de ses devoirs pour ne pas les remplir en entier. La raison d'humanité, ne fut du reste pas la seule qui le décida à affronter les fatigues, les soucis et les désenchantements de la pratique civile. Il avait mission d'instruire et de même que le botaniste va prendre dans tous les champs les plantes qu'il doit décrire à ses élèves, de même J. Roux voulait recueillir dans toutes les classes de la société, sans distinction d'âge ou de sexe, les sujets d'études qu'il ne pouvait rencontrer dans les salles de son hôpital. Il appartenait au maître de ne laisser subsister aucune lacune dans l'instruction des médecins que la marine prête si généreusement aux populations décimées par de grandes épidémies.

Toutefois le caractère généreux de J. Roux sut toujours mettre au service de l'humanité la majeure partie des avantages matériels que la clientèle lui procura. S'il prélevait sur la fortune le juste tribut qu'elle doit à la science, il donnait d'une main discrète ce qu'il avait reçu.

Sa vie est ainsi remplie d'actes professionnels qui

seront toujours l'honneur de sa mémoire. « Un jour, « a écrit le docteur Laure, J. Roux rencontre dans la « rue un malheureux dont le visage était difforme et « qui, ne pouvant gagner sa vie parce qu'il était « repoussé de tous côtés, en était réduit à demander « l'aumône. Notre savant maître lui propose de remé- « dier à son fâcheux état et de le mettre à même, par « une opération, de pourvoir honorablement à sa « subsistance. L'infortuné accepte avec empressement « et reconnaissance. Le bon docteur le fait entrer dans « un petit hôtel, l'opère, le guérit et, après avoir tout « réglé, le met encore en mesure, par ses libéralités, « de subvenir à ses premiers besoins. Dans une autre « circonstance il est informé qu'un jeune enfant ap- « partenant à une pauvre veuve gît sur un grabat, « dans une mansarde, atteint au genou d'un mal « incurable qui réclame impérieusement l'amputation. « Il se transporte auprès de l'orphelin, se charge lui- « même de l'opération et une fois guéri, il lui remet « discrètement une bourse contenant en pièces d'or « une somme importante. La mère attendrie veut « remercier son bienfaiteur mais, dans son émotion, « la parole lui manque, ses pleurs parlent pour elle. »

Vigilant gardien de la dignité professionnelle, il ne souffrit jamais qu'une atteinte lui fût portée en sa personne. J. Roux et le docteur Levicaire sont appelés pendant la nuit dans un village distant de la ville de plusieurs kilomètres, pour un accouchement qu'une sage-femme n'avait pu terminer. Ils trouvèrent une situation fort compromise. L'enfant arriva mort et la mère succomba à une hémorrhagie que toutes les tentatives ne purent arrêter. Au moment où J. Roux et le docteur Levicaire regagnaient la voiture qui les avait amenés, le père, que la douleur et un défaut d'éducation égaraient, se précipita sur eux, les menaçant du geste et les invectivant de la parole. Plus tard, cet homme calmé par la réflexion, se présente chez J. Roux pour s'acquitter envers lui. Il le reçoit debout et lui montrant la porte : « Vous ne me devez que des excuses, monsieur, lui dit-il ; sachez que des honoraires ne sauraient en tenir lieu et que le médecin les refuse d'une main qui n'est pas digne de les offrir. »

Le nom de J. Roux serait cependant resté inconnu si ses écrits et le retentissement des discussions qu'ils soulevèrent à l'Académie de médecine n'avaient transformé en renommée européenne cette réputation locale qu'il devait à son enseignement et à sa pratique.

Jusqu'à lui les médecins de la marine avaient

montré une certaine disposition à s'effacer et l'on peut dire que J.-J. Reynaud, Clémot, Foullioy seraient maintenant ignorés si leurs élèves n'avaient sauvé de l'oubli leurs titres scientifiques. J. Roux voulut réagir contre cette tendance et ouvrir, pour ainsi dire, la voie de la presse à ses confrères de la médecine navale qui, suivant son exemple, ont enfin conquis dans toutes les branches de la science le rang mérité par la distinction de leurs travaux.

L'œuvre de J. Roux est considérable. « Esprit cher-« cheur et novateur, a dit le docteur Laure, il a reculé « sur plus d'un point les limites de la science. Tou-« jours aux avant-postes du progrès, ingénieux et « profond à la fois dans ses recherches et dans les « applications qui en découlent, il était sans cesse « tourmenté du désir de connaître et de perfec-« tionner. C'est ce qui expliquait, avec la vivacité et « l'énergie de son tempérament, son activité dévo-« rante et cette tension d'esprit continuelle qu'entre-« tenait encore une persévérance à toute épreuve. »

L'analyse complète de ses écrits ne saurait trouver place dans le cadre restreint d'une notice biographique. Sous la forme d'articles, de discours, de leçons cliniques et de mémoires, il a publié, en effet, dans les principaux organes de la presse médicale et dans les recueils des Sociétés savantes, plus de quatre-vingt-dix travaux originaux dont l'examen et la critique serviront un jour de texte à son éloge Académique (1). Cependant ne pas jeter un rapide coup d'œil sur son œuvre serait passer sous silence le meilleur de sa vie et méconnaitre la part qu'il a prise aux progrès de la Chirurgie Française.

Le premier travail qui fixa l'attention du monde savant sur le nom de J. Roux fut un mémoire qu'il lut le 30 septembre 1845, à l'Académie de médecine, sur l'hydarthrose scapulo-humérale et son traitement par l'injection iodée. « Les deux grands chirurgiens « de Lyon et de Paris, Bonnet et Velpeau, ne s'étaient « encore attaqués qu'au genou ; c'est dans l'articu- « lation scapulo-humérale que J. Roux injecta pour « la première fois de la teinture d'iode » (2). Cette communication, suivie d'une importante discussion et d'un rapport très-élogieux de Velpeau, eut pour résultat de vulgariser la méthode des injections iodées

(1) Voir pour la liste complète des œuvres de J. Roux, le répertoire bibliographique des travaux des médecins et des pharmaciens de la marine française. *Appendice aux archives de médecine navale*, par les docteurs Berger et Rey. — Paris — J.-B. Baillière — 1874.

(2) J. Rochard. Ouvrage cité, page 335.

et d'en étendre les applications jusqu'alors fort limitées.

Bientôt après J. Roux porta devant l'Académie une nouvelle méthode de trépanation, dite par évulsion. Depuis Hippocrate jusqu'à l'époque actuelle, disait-il, l'opération du trépan est restée la même. Il y avait donc une certaine hardiesse à vouloir changer l'état de la science sur ce point. La trépanation par évulsion marquait un progrès réel et fut acceptée comme une opération plus facile et moins dangereuse, dans bien des cas, que les anciennes méthodes.

La même année, J. Roux présenta à la Société de chirurgie l'observation d'une malade atteinte de trente-cinq tumeurs squirrheuses enkystées ; il les assimilait aux squirrhes décrits par Dupuytren et généralement confondus avec les névrômes. Vidal (de Cassis), chargé du rapport, ne partagea pas les idées de J. Roux mais il loua l'esprit cultivé qui enrichissait d'un fait important cette histoire du cancer si obscure, malgré tous les travaux de ces derniers temps.

En 1847, la question de l'éthérisation était à l'ordre du jour. La découverte de l'Américain Jackson passionnait les savants et ne devait pas laisser indifférent l'esprit chercheur et enthousiaste de J. Roux. Supprimer la douleur dans les opérations, paralyser l'action musculaire dans la réduction des luxations et venir en aide aux accouchements difficiles, telles étaient les applications capitales de cette découverte. Après avoir fait sur lui-même et en présence de quelques élèves des expériences sur les inhalations d'éther, J. Roux porta dans sa pratique cet agent qui n'avait pas encore rallié tous les suffrages et publia, le 3 avril, le résultat de ses observations. Mais, peu satisfait des appareils mécaniques en usage, il soumit à la Société de chirurgie un sac à éthérisation qui avait sur celui du professeur Porta, de Pavie, l'avantage de permettre la respiration des vapeurs éthérées, à la fois par la bouche et les fosses nasales, et facilitait de plus l'introduction dans la poche à air de nouvelles quantités d'éther, sans déplacer l'appareil et sans interrompre l'opération. Dans un grand nombre d'articles et dans quatre mémoires présentés à l'Académie, J. Roux se montra l'ardent vulgarisateur de l'éthérisme qu'il employa avec succès dans la taille, chez un enfant de trois ans, dans deux luxations anciennes de la cuisse et de l'épaule et dans un cas d'extraction de corps étranger de l'œsophage. Très-versé dans l'obstétrique, il transporta presque aussitôt que Simpson, d'Edimbourg, l'éthérisme dans l'art des accouchements. Il termina heureusement à l'aide de ce moyen, un accouchement double dans lequel il eut à appliquer le forceps sur la tête du premier enfant et à extraire le second par les pieds.

L'année suivante le chloroforme détrônait l'éther. J. Roux toujours aux avant-postes du progrès, selon l'expression du Dr Laure, introduisait le chloroforme dans sa pratique et consignait dans l'*Union médicale* les heureux résultats qu'il avait obtenus.

La suppression de la douleur est sans doute une belle conquête pour la chirurgie mais elle n'est pas le seul problème qu'ait à résoudre l'opérateur. Il doit aussi se préoccuper des suites d'une mutilation et rechercher les moyens de la rendre moins cruelle pour le malheureux amputé. De là les méthodes et les procédés si nombreux en chirurgie pour conserver aux membres les mouvements et les usages les plus étendus.

Parmi les opérations qui furent longtemps repoussées comme impropres à remplir ce but, est l'amputation tibio-tarsienne, accusée de rendre la marche impossible, si ce n'est sur le genou. J. Roux, frappé cependant de la supériorité de cette méthode, qui permet, au contraire, à l'aide de moyens de prothèse peu coûteux, de faire marcher les malades sur le moignon et de rendre la déambulation possible dans la rectitude du membre, entreprit de la réhabiliter, la considérant, à juste titre, comme plus avantageuse que l'amputation sus-malléolaire. Il publia, à cet effet, plusieurs observations et fit connaître un procédé plus simple que ceux de Baudens et de Syme. Son opinion entraîna celle d'une foule de chirurgiens et l'amputation tibio-tarsienne fut désormais préférée à la méthode sus-malléolaire, dans tous les cas où l'opérateur a le choix entre les deux méthodes (1).

On sait que les bâtiments et les arsenaux de la marine militaire sont fréquemment le théâtre d'accidents où se produisent de nombreuses fractures, par suite des exercices de manœuvre et des travaux de force qui s'y exécutent. J. Roux ne manqua pas de rechercher les moyens propres à remédier à ces lésions. Après avoir fait connaître ses appareils à drap fanon, à double plan incliné, à extension continue, agissant par traction et par bascule, il imagina l'appareil à chevilles mobiles qu'il nomma *polydactile*, pour en faire ressortir le principal mode d'action.

Cet ingénieux appareil n'a pas le seul mérite de

(1) Voir la thèse du Dr Barthélemy. *De l'Amputation tibio-tarsienne.* — Montpellier. 1857.

s'appliquer aux solutions de continuité de tous les os, il peut encore être employé comme compresseur général. Par l'adjonction d'un cadran et d'un niveau à bulle d'air gradué, le chirurgien apprécie avec la plus grande exactitude les oscillations dues à la réaction des tuniques artérielles. « Le diagnostic des affections du cœur et des artères, des tumeurs, celui des maladies de toutes les parties où des mouvements se passent, ne pourra-t-il pas s'aider d'un instrument qui permettra de voir ce que l'oreille fait entendre, ce que la main fait toucher ? » (1). Voilà ce qu'écrivait J. Roux, en 1859. L'année suivante, le 26 mai 1860, Marey présentait le sphygmographe, à l'Académie des sciences. Ne pourrait-on pas dire que l'idée de cet instrument existait en germe dans le compresseur élastique et gradué de J. Roux ?

Le savant professeur de Toulon fit la démonstration de ses nouveaux appareils à l'Académie de médecine, à la Société de chirurgie, à l'Hôtel-Dieu, dans le service de Jobert (de Lamballe) et à l'hôpital des cliniques, sous les yeux de Nélaton. Il publia en

(1) J. Roux. *Leçon sur les appareils à fracture et à compression.* — Paris. Malteste. 1859.

même temps plusieurs observations de fractures, de luxations et d'anévrysmes, guéris à l'aide de ses appareils polydactiles.

Une série de grandes opérations et d'heureux résultats accrut encore l'éclat du nom de J. Roux. Il pratiqua la résection du maxillaire inférieur et celle de l'épaule, lia l'artère tibiale postérieure, la crurale, dans un cas d'anévrysme diffus, proposa une nouvelle méthode pour l'occlusion des fistules du larynx et un procédé d'extraction des polypes naso-pharyngiens. Il réséqua le muscle couturier devenu le siége d'une volumineuse tumeur et, par une remarquable opération d'autoplastie, ouvrit une voie nouvelle au traitement de l'exstrophie de la vessie.

La guerre d'Italie fut pour J. Roux une nouvelle occasion d'affirmer sa valeur chirurgicale. Placé à la tête de l'hôpital Saint-Mandrier, où plus de deux mille blessés et près de trois mille fiévreux furent confiés aux soins de la Marine, il pratiqua un grand nombre d'opérations et recueillit de précieuses observations qui lui permirent de provoquer à l'Académie de médecine une mémorable discussion sur *les amputations secondaires après les coups de feu* et sur une affection peu étudiée jusqu'alors, *l'ostéomyélite*. J. Roux et le docteur Arlaud, aujourd'hui directeur du service de santé de la marine, à Toulon, pratiquèrent avec succès vingt-deux désarticulations, dont quatre de la cuisse.

« C'est, dit le docteur J. Rochard, le plus beau « triomphe qu'ait obtenu la chirurgie de la marine ; « il atteste l'habileté des opérateurs, la sollicitude « dont ils ont entouré leurs malades et les bonnes « conditions hygiéniques dans lesquelles ils ont su « les placer, mais il comporte en même temps un « enseignement pratique que J. Roux s'était surtout « proposé de faire ressortir » (1). « Il faut, disait-il, lorsqu'on opère dans les six mois qui suivent les coups de feu, et même jusqu'à un an, *dans la majorité des cas, sinon toujours*, désarticuler l'os malade et renoncer à la résection et à l'amputation dans la continuité. Ce précepte n'est encore qu'une simple proposition, il deviendra une loi si l'expérience le justifie et si un jour l'Académie le sanctionne. » Larrey, Legouest, Jobert (de Lamballe), contestèrent l'incurabilité de l'ostéomyélite. « D'au- « tres condamnèrent comme *révolutionnaire*, dit « J. Rochard, une chirurgie qui semblait assimiler « cette affection à l'ostéosarcome et le précepte de la

(1) J. Rochard. Ouvrage cité, page 866.

« désarticulation fut condamné comme trop absolu, « malgré tout le talent que son auteur mit à le « défendre » (1).

Il suffit de se reporter au texte même du mémoire lu par J. Roux à l'Académie, dans sa séance du 24 avril 1860, pour voir combien les reproches de ses adversaires manquaient de fondement. Loin de proclamer l'incurabilité de l'ostéomyélite, J. Roux dit au contraire *qu'elle guérit le plus souvent* et, par la lecture attentive de ce mémoire, il est aisé de se convaincre que l'auteur n'a jamais eu la pensée d'assimiler l'ostéomyélite à l'ostéosarcome, dont il ne prononce pas une seule fois le nom (2). Enfin, le précepte que J. Roux soumettait à l'approbation de l'Académie, n'était pas celui de la désarticulation *absolue*, mais celui qui *dans* LA MAJORITÉ *des cas, après la sanction de l'expérience*, devait être suivi par l'opérateur. « J. Roux a eu, ajoute le docteur Rochard, le mérite « de signaler l'un des plus grands écueils des ampu- « tations tardives et son mémoire plein de faits inté- « ressants sera toujours consulté avec fruit par les

(1) J. ROCHARD. Ouvrage cité, page 866.

(2) J. ROUX. *De l'Ostéomyélite et des amputations secondaires*, page 37. — Paris, J.-B. Baillière, 1860.

« chirurgiens militaires, ne fût-ce qu'à titre d'encou-
« ragement, car il leur serait difficile, de rencontrer
« ailleurs des exemples d'une pratique aussi hardie et
« aussi heureuse » (1).

J. Roux ne travailla pas seulement à reculer les limites de la chirurgie, il voulut aussi contribuer à faire la lumière sur le plus grand problème de médecine qui se soit posé de son temps. Après avoir courageusement combattu le choléra de 1835, il traça dans une lettre sur l'épidémie de 1849 (2) les principaux caractères de cette maladie, et, dans deux mémoires que publia l'*Union médicale* (3), il signala avec cette clarté, cette précision, ce coloris, cette élévation qu'on retrouve toujours sous sa plume, dit le Dr Laure, une forme particulière et insidieuse du fléau asiatique. J. Roux le nomma le choléra cutané ou sudoral. Avec un rare talent d'observation il exposa les symptômes névropathiques, la marche intermittente et la longue durée de cette affection, qui l'atteignit lui-même et dont il indiqua le traitement par les toniques et l'émigration.

(1) J. Rochard. Ouvrage cité, page 866.
(2) *Bulletin de l'Académie de médecine*, tome XIV.
(3) *Union médicale*. Années 1855-1857.

Des travaux si divers furent enfin couronnés par une série de comptes-rendus des ouvrages qui, publiés dans ces derniers temps, pouvaient plus spécialement intéresser les médecins de la flotte. Le *Traité de Chirurgie d'armée*, de Legouest, la *Médecine opératoire*, l'*Évidement souspériosté des os* et les *Contributions à la Chirurgie*, de Sédillot, donnèrent lieu à des études où J. Roux fit ressortir avec la compétence du maître les enseignements que la médecine navale pouvait retirer de ces œuvres utiles. Avec sa netteté habituelle, J. Roux montre le but, le caractère et l'originalité du livre, apprécie les grandes questions qu'il traite et déroule, sans fatigue pour le lecteur, les faits importants qu'il contient.

Si la plume autorisée de J. Roux loua les travaux de ses confrères, sa parole éloquente sut aussi remuer tous les cœurs lorsque, au bord d'une tombe, il disait un dernier adieu à ses maîtres ou à ses élèves, J.-J. Reynaud, Fleury, Auban, Bérenguier, etc.

Qui n'a lu ce saisissant tableau de la mort de Fleury, victime du choléra ?

« Au milieu des angoisses publiques, un vieillard, « la gloire et l'ornement de la médecine, allait nuit et « jour, portant dans les hôpitaux, dans les maisons, « les trésors de son expérience et les bienfaits de sa

« charité. — Sa seule vue relevait partout le courage « abattu et l'espérance prête à s'éteindre. Un jour, « c'était le 10 juillet 1835, après avoir visité de nom- « breux malades, il rentre chez lui épuisé de fatigue « et l'âme accablée de l'impuissance d'un art qui, « pour la première fois, lui était infidèle. Alors, sa « belle tête s'assombrit, ses yeux perdirent de leur « éclat, son cœur se ralentit, le froid de la mort s'em- « para de toute sa personne, il devint triste et « rêveur..... puis, comme si Dieu l'avait touché de la « pensée qu'aux jours de bataille il révèle aux soldats « de la France, à savoir : qu'il est beau de mourir « quand on ne peut vaincre, il redevint calme, et le « soir, il expira » (1).

(1) Discours prononcé par J. Roux, à l'inauguration du monument élevé à la mémoire du Dr Fleury.

III

Un décret du 29 août 1863 éleva J. Roux au grade de Directeur du service de santé.

Il était désormais le chef de l'École de Toulon, le Président du Conseil de santé, le défenseur et le gardien vigilant des intérêts d'un personnel qu'il avait instruit et formé au service de la marine. Ses nouvelles fonctions l'obligèrent à abandonner la vie militante du chirurgien et du professeur, sans l'exclure de ces consultations où l'avis du maître est si précieux pour confirmer un diagnostic et décider une grave opération.

Mais en quittant le professorat il ne se sépara point de l'École et souvent encore il prit la parole pour traiter les grandes questions d'hygiène navale, de chirurgie ou de jurisprudence médicale que l'actualité avait mises à l'ordre du jour. Il dirigeait les délibérations du Conseil avec un tact parfait et une autorité qui ne blessait personne, tant il mettait de soin à ne pas imposer ses opinions, à faire même accepter celles de ses collègues, quand la discussion lui démontrait qu'elles étaient les meilleures. Il s'appliquait à apaiser tous les conflits que la susceptibilité pouvait faire naître, sans souffrir cependant aucune atteinte à la dignité du Corps dont il était le chef. La haute considération qui s'attachait à son nom, les services personnels qu'il avait rendus à presque tous les fonctionnaires de la marine ou à leurs familles lui facilitaient le rôle de médiateur qu'il fut ainsi plusieurs fois appelé à remplir.

J. Roux savait aussi compatir aux infortunes privées et les soulager. Un aide-médecin vient un jour lui confier que, faute d'argent, il ne peut se rendre dans une Faculté pour se présenter au doctorat et remplir ainsi les conditions exigées pour l'avancement ; il s'était vainement adressé à un banquier qui avait refusé d'avancer, sans garantie, la somme nécessaire. J. Roux a d'abord la pensée de venir directement en aide à ce jeune homme, mais réfléchissant que le subordonné ne consentirait pas à devenir l'obligé de son supérieur, il l'engage à tenter le lendemain une démarche auprès d'un banquier désigné chez qui, le soir même, J. Roux se portait discrètement garant de la somme demandée.

Il ne se complaisait pas seulement dans ses devoirs professionnels ; il recherchait aussi les plaisirs qui séduisent tout esprit cultivé. Il aimait le monde, y était un aimable causeur et discutait avec verve sur l'histoire, la morale ou la philosophie. Comme tous les hommes de sa génération, il avait un culte particulier pour la littérature classique. Sa mémoire s'était assimilé Horace, Virgile, Ovide et les pages de Cicéron où dominent les mouvements oratoires et dramatiques. Il avait la citation prompte, facile et heureuse : lorsqu'emporté par son sujet, il s'était insensiblement et à son insu élevé au-dessus du ton ordinaire de la conversation il savait y rentrer par une saillie spirituelle. Plaidez oui, je plaiderai non, disait-il parfois à son interlocuteur, et nous verrons de quel côté est la vérité. Faisons, disait-il encore, le tour du cercle, passons en revue toutes les objections, combattons-les et nous ne laisserons ainsi rien dans l'ombre. Telles étaient ses méthodes familières de discussion, aussi peut-on dire qu'il a répandu, en causant, autant d'idées qu'il en a laissé en écrivant.

Cette période de sa vie fut, sans contredit, la plus heureuse. Jouissant de l'estime universelle, d'une grande notoriété scientifique, entouré d'amis nombreux, d'élèves respectueux, il consacrait, auprès d'une affection sincère, ses loisirs à l'embellissement d'une villa dont il avait lui-même déterminé l'emplacement sur le site le plus riant parmi ceux d'où l'œil embrasse la grande mer. Tous les détails de construction, d'aménagement du sol, de distribution des eaux et des espèces végétales y furent son œuvre exclusive. Sur un versant abrupte que le pin maritime, les ronces et le genêt épineux hantaient depuis des siècles, il couvrit le sol de fleurs, de plantes tropicales, acclimata le camélia, l'oranger et l'eucalyptus, dans un terrain schisteux qu'il sut arroser par les plus ingénieux procédés de l'hydraulique.

Rien n'eût désormais arraché J. Roux aux délices de sa chère villa du Cap-Brun si une ambition n'avait encore tourmenté son esprit. Il voulait, avant de quitter pour toujours la Marine, léguer au Corps de Santé une organisation plus conforme aux justes aspirations d'un personnel dont il connaissait la valeur, les mérites, les services et les besoins. Seul, l'Inspecteur général devait avoir assez d'autorité morale pour défendre une aussi légitime cause et, lorsqu'un décret du 13 mai 1872 éleva J. Roux à ce grade suprême de la hiérarchie, il n'hésita pas à se rendre à Paris pour consacrer les dernières années de sa carrière à la réalisation de ses vœux les plus chers.

L'œuvre était difficile. Déjà, dix années auparavant, J. Roux avait contribué au remaniement des Institutions qui, depuis 1835, régissaient le Corps de Santé. Un ensemble de mesures nouvelles furent alors adoptées, mais l'expérience avait bientôt démontré qu'elles étaient insuffisantes et l'urgence d'une révision était de nouveau réclamée par de sérieuses difficultés de fonctionnement.

Le premier acte de J. Roux, Inspecteur général, fut donc de solliciter la réunion d'une Commission supérieure chargée de cette révision. Elle fut composée des Directeurs des Ecoles de médecine navale, des membres du Conseil supérieur de santé, du rédacteur en chef des archives de médecine navale, d'un délégué de la direction du personnel et placée sous la présidence du vice-amiral Jurien de La Gravière.

Il faut avoir vécu à côté de J. Roux pour savoir combien de travail, d'énergie, de forces, il dépensa à cette époque au service des intérêts qu'il défendait. On ne saurait m'accuser, disait-il, de combattre pour mon compte puisque l'Inspecteur général ne demande rien et que je n'ai ni fils ni neveu à favoriser ; ma seule ambition est de voir la Marine, qui m'a fait ce que je suis, dotée d'un Corps de médecins dont l'organisation soit assise enfin sur des bases solides et durables.

Presque aveugle par suite des progrès lents mais

incessants d'une double cataracte, J. Roux voulut néanmoins dissimuler une infirmité qui l'eût peut-être fait paraître moins apte aux travaux d'une Commission. Aussi, avant la première réunion, se fit-il accompagner plusieurs fois, rue de l'Université, dans la salle des séances, étudiant avec le bout de sa canne les points de repère qui devaient lui permettre d'y arriver seul et se familiarisant par le toucher avec les moindres détails d'installation.

La Commission de révision eut une tâche des plus laborieuses. Bien que limitée dans un cercle restreint qu'il ne lui fut pas permis de franchir, elle dut cependant rechercher les causes d'un malaise évident et indiquer les moyens propres à le faire cesser. Elle accomplit avec conscience ce mandat si délicat et ne se sépara qu'après avoir proposé au Ministre des mesures dont la réalisation devait marquer un notable progrès dans les Institutions du Corps de Santé de la marine.

Mais le rôle de l'Inspecteur général ne s'arrêtait pas au seuil d'une salle de délibération. Il lui appartenait de plaider encore auprès des hauts fonctionnaires la cause de ses subordonnés et J. Roux ne faillit point à cette mission. Dans des mémoires savamment élaborés et des conversations où son éloquence chaleureuse entraina bien des convictions, il exposa ses idées personnelles sur le meilleur mode de recrutement, de concours et de fonctionnement, sur la nécessité d'accroître les cadres supérieurs, de créer enfin pour les ports de Cherbourg et de Lorient des Directeurs pris dans la ligne navigante des médecins. Telle était la supériorité de caractère de ce vétéran du professorat qu'il voulait admettre à l'honneur ceux qui étaient au péril.

Le décret du 31 mai 1875 récompensa d'aussi nobles efforts. Les effectifs de chaque grade furent plus favorablement proportionnés, les conditions d'avancement des professeurs justement améliorées, tandis que les médecins voués à la navigation et aux dures fatigues du service colonial purent désormais prétendre au grade de Directeur.

Ces derniers travaux hâtèrent la cécité dont J. Roux était depuis longtemps menacé. Il la supporta sans mot dire tant que dura l'œuvre de réorganisation, mais aussitôt libre il se soumit, à huit jours d'intervalle, à deux opérations de cataracte couronnées d'un plein succès. Lorsque le premier cristallin fut extrait et que la lumière impressionna l'œil en lui restituant sa fonction, J. Roux, ne put s'empêcher de s'écrier, en s'adressant à l'auteur de cette notice, qui assistait le chirurgien : « Je vous vois, je vous vois si bien que je pourrais compter les cils de vos paupières ! » Ces paroles étaient à la fois un hommage à l'habileté de l'éminent docteur de Wecker et un témoignage de gratitude envers cet art que J. Roux avait illustré et qui lui rendait l'usage de la vue.

J. Roux apprécia d'autant plus cet inestimable bienfait que le moment arrivait où il pourrait enfin parcourir, en les voyant, ces sentiers du Cap-Brun qu'il avait jadis fait disposer comme s'il eût dû toujours y promener sa cécité. Le 12 décembre 1875 la limite d'âge lui rendit la liberté et ce fut sans regret qu'il quitta Paris et les affaires pour rentrer dans ses foyers.

La Marine, qu'il avait servi avec tant de distinction pendant quarante-sept années, voulut alors lui donner un éclatant témoignage de sa reconnaissance. Le Ministre soumit à la signature du chef de l'Etat un décret qui élevait J. Roux à la dignité de Grand Officier de la Légion d'honneur. Il était Commandeur de l'Ordre depuis 1864. « Malheureusement, a écrit le « Dr Laure, une mesure toute récente prise en con- « seil des Ministres et dont J. Roux subit le premier « l'application ne permit point qu'il fut donné suite à « cette demande. La démarche loyale et toute spon-

« tanée de l'amiral de Montaignac n'en témoignait « pas moins, par un acte authentique et on ne peut « plus flatteur, des sentiments qu'on professait pour « J. Roux et de la considération exceptionnelle dont « il jouissait. » Il est aussi consolant de penser que dans tout autre milieu, la magistrature, l'armée, l'administration, l'industrie, les arts, la science même libre de toute attache, les grandes facultés de J. Roux et ses éminents services l'auraient certainement porté au-delà de la limite d'honneurs que lui imposa sa qualité de médecin de la marine.

Mais l'Académie de médecine fut à son égard plus heureuse. Après avoir vainement tenté, par l'intermédiaire de ses membres les plus autorisés, de décider J. Roux à échanger son titre de correspondant contre celui de membre titulaire, elle le nomma Associé National, distinction dont l'Académie est assez avare pour que la France entière compte à peine sept médecins qui en soient honorés. « Pourquoi n'êtes-vous pas revenu parmi nous, disait un jour à J. Roux l'éminent professeur Gubler ? Votre nom, le souvenir de ces grandes discussions que vous avez provoquées au sein de l'Académie, l'ensemble de vos travaux où le goût du progrès s'accusait toujours vous eussent ouvert nos portes à deux battants.» « Je ne le voulais, ni ne le pouvais, répondait J. Roux ; je ne le voulais parce que j'étais tout entier consacré à mes occupations administratives et au projet de réorganisation du Corps de Santé dont j'étais le chef ; je ne le pouvais parce que ma cécité presque complète m'eût à chaque instant exposé, dans vos séances, à des erreurs de personnes toujours regrettables dans un milieu même aussi sympathique que le vôtre. »

Du reste, les distinctions honorifiques ne manquèrent pas à J. Roux. Il était membre correspondant de la Société de chirurgie de Paris, des Sociétés de médecine de Marseille, de Brest, de Constantinople, de la Société académique de Cherbourg. Ses travaux et les soins qu'il donna aux étrangers, après les guerres de Crimée et d'Italie, lui valurent aussi plusieurs décorations. Il était Chevalier de l'ordre des SS. Maurice et Lazare, d'Italie, Commandeur de François-Joseph, d'Autriche, Commandeur de François Ier, des Deux-Siciles, Commandeur d'Isabelle la Catholique, d'Espagne.

Enfin, le Ministre de l'Instruction publique lui avait conféré les palmes d'or Académiques, en souvenir des services qu'il avait rendus au professorat.

Il était cependant réservé au Corps de Santé de la Marine de donner à J. Roux, au moment de la retraite, une récompense plus chère à son cœur que toutes celles qu'il avait reçues. Il la trouva dans la respectueuse déférence qui l'entoura le jour où l'empressement auprès de lui ne pouvait plus être considéré comme un calcul. Doyen et bienfaiteur du Corps il en devenait, pour ainsi dire, le patriarche. Il encourageait ses élèves qui étaient ses continuateurs, s'intéressait à leurs espérances et à leurs déceptions et mettait au service de chacun cette influence personnelle que la retraite n'avait pu lui enlever.

Désormais libre de toute entrave, J. Roux pouvait enfin réaliser dans sa villa du Cap-Brun, les améliorations qu'il avait projetées. Il allait se mettre à l'œuvre par des travaux d'irrigation depuis longtemps médités lorsqu'il ressentit les premières atteintes d'une cruelle maladie. Le siège de ses souffrances put un instant l'abuser sur la nature du mal, mais leur persistance, qui, pendant de longs mois, fit de lui un martyr de chaque jour, ne laissa pas de doutes à son entourage sur la funeste terminaison.

L'heure du repos devenait l'heure de la douleur pour cet homme dont l'existence s'était écoulée dans le travail.

Il n'eut ainsi que les aspirations d'une vie calme et heureuse, sans pouvoir en goûter les douceurs. Sur son lit de mort, il aimait encore à se voir entouré de ses plus chers élèves, les docteurs Laure, Barthélemy, Merlin, Aude. Avec eux, sa pensée toujours en mouvement analysait et discutait les moindres symptômes, comme s'il se fût agi d'un autre malade ; il paraissait croire à la guérison pour laisser à ses amis la suprême consolation de penser qu'il avait méconnu jusqu'au dernier moment la gravité de son état.

Le 16 novembe 1877, à l'âge de soixante-dix ans, J. Roux fut enfin délivré des cruelles souffrances qu'il endurait.

Sa mort plongea dans l'affliction et laissa dans l'isolement la noble compagne qui, après avoir embelli son existence par les charmes de son esprit et les bontés de son cœur, avait nuit et jour veillé à son chevet avec le dévouement d'une affection sans limite et qui, après lui, devait se consacrer toute entière au culte pieux de sa mémoire.

Les obsèques de J. Roux furent une imposante manifestation de l'estime et de la considération universelles qui s'attachaient à sa personne. A l'apparat militaire rendant les derniers devoirs à l'officier général et au dignitaire de la Légion d'honneur, se joignirent l'École de médecine navale et la population de toute une région voulant dire l'adieu suprême au maître vénéré, au praticien habile et charitable. Le Directeur du service de santé, les docteurs Laure et Barthélemy rappelèrent sur sa tombe les services rendus par J. Roux à la marine, à la science et à l'humanité, les qualités qui le distinguèrent et firent de lui une personnalité dont l'empreinte est à jamais marquée dans l'histoire de la Chirurgie.

Toute sa vie l'Inspecteur général J. Roux a recherché la vérité, pratiqué le bien, senti avec vivacité, pensé avec méthode ; toute sa vie il a cédé aux élans, parfois aux illusions d'une âme généreuse et d'un cœur haut placé, aussi sa Mémoire sera-t-elle bénie par ceux qu'il a obligés et son nom restera-t-il l'éternel honneur du Corps de Santé de la Marine qu'il a si passionnément aimé, si dignement servi, si noblement illustré.

15713 Toulon. — Typ. Massone.

www.ingramcontent.com/pod-product-compliance
Lightning Source LLC
LaVergne TN
LVHW012007160826
845678LV00002B/698

* 9 7 8 2 3 2 9 6 8 0 0 7 1 *